身边的科学 真好玩

"可怕"的牙医

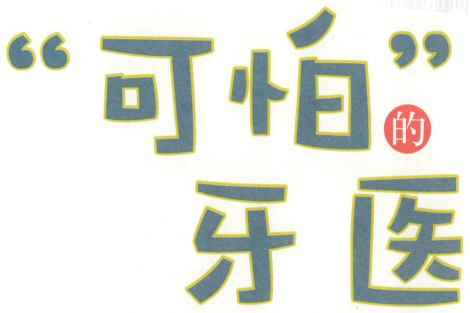

You Wouldn't Want to Live Without Dentists!

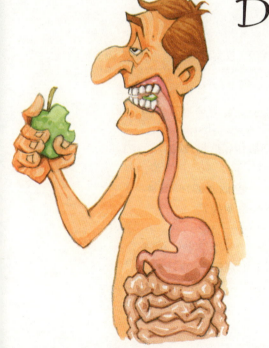

[英]菲奥娜·麦克唐纳　文

[英]大卫·安契姆　图

肖红冰　郭琦　王国庆　徐俊俊　译

ARTTIME
时代出版

时代出版传媒股份有限公司
安徽科学技术出版社

[皖] 版贸登记号：121414021

图书在版编目（CIP）数据

"可怕"的牙医/（英）麦克唐纳文；（英）安契姆图；肖红冰等译. --合肥：安徽科学技术出版社，2015.9（2024.1重印）
（身边的科学真好玩）
ISBN 978-7-5337-6787-7

Ⅰ.①可…　Ⅱ.①麦…②安…③肖…　Ⅲ.①牙-儿童读物　Ⅳ.①R322.4-49

中国版本图书馆 CIP 数据核字（2015）第 213784 号

"可怕"的牙医　　[英]菲奥娜·麦克唐纳 文　[英]大卫·安契姆 图　肖红冰 等译

出版人：王筱文　　　　选题策划：张　雯　　　　责任编辑：张　雯
责任校对：陈会兰　　　责任印制：廖小青　　　　封面设计：武　迪
出版发行：安徽科学技术出版社　　　　http://www.ahstp.net
（合肥市政务文化新区翡翠路 1118 号出版传媒广场，邮编：230071）
电话：(0551)63533330
印　　制：大厂回族自治县德诚印务有限公司　　　电话：(0316)8830011
（如发现印装质量问题，影响阅读，请与印刷厂商联系调换）

开本：787×1092　1/16　　　印张：2.5　　　　字数：40 千
版次：2015 年 9 月第 1 版　　印次：2024 年 1 月第 10 次印刷

ISBN 978-7-5337-6787-7　　　　　　　　　　定价：28.00 元

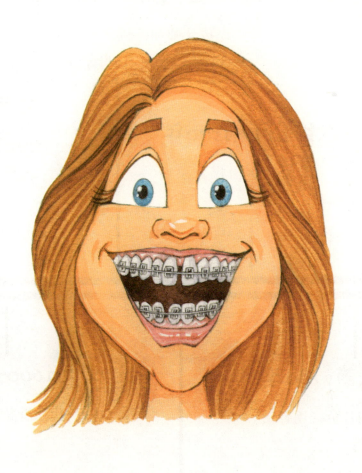

牙医大事年表

大约公元前3000年

最早的牙齿治疗记录起源于古埃及。

公元500—1600年

拔牙师和外科理发师*拔蛀牙,而医生制作止痛剂、洁齿牙膏和漱口水。

大约公元前500年

希腊医生治疗牙龈疾病和牙齿畸形。

公元1728年

法国著名专家皮埃尔·费查第一次使用"牙医"这个词。

大约公元前2700年

中医使用针灸(用针治疗)来缓解牙痛。

公元1600—1750年

新一代牙齿专家自称"牙齿手术师"。

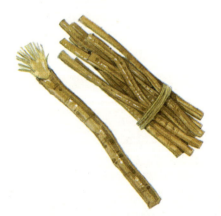

大约公元100年

罗马人用草药包和魔法来治疗牙痛,而粗鲁的军医用蛮力拔牙。

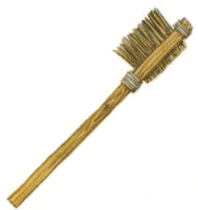

*注:从前能施行外科治疗的理发师。

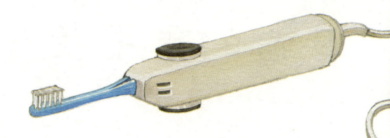

公元1816年

人类发明汞合金做牙齿填充物,现在很多牙齿才得以被拯救。

公元1846年

第一支牙科麻醉剂投入使用。

公元1905年

X–射线首次用于检查牙齿问题。

公元1840年

美国巴尔的摩开设了世界上第一所培训牙医的学院。

公元1980年至今

科技带来了新的治疗方法。牙齿美容行业也流行起来。

公元1700—1850年

由动物牙齿、骨头、象牙制作的假牙以及死人的牙齿都被再利用。

公元1850—1950年

随着人们糖吃得多了,牙齿问题也增多了。

牙齿的重要提示

你想让你的笑容看起来更可爱吗？那么，你要这样保护你的牙齿：

一天至少刷牙两次，每次持续2分钟，上上下下，左左右右。牙医和牙齿清洁师会向你展示最佳刷牙方式。

饮食半小时后方可刷牙。刷得太快会把口腔细菌产生的酸性物质摩擦到牙齿上。

多吃健齿的食物。牛奶、奶酪、鱼、谷物、水果和蔬菜都可以帮助你保持身体健康，使你的牙齿更坚固。

要养成睡前刷牙的习惯。

不要食用过多的糖类、甜食或者汽水。

用牙线或者小型牙间隙牙刷来清理牙齿间隙以及牙齿和牙龈之间的污垢。

你可以用漱口水将口腔冲洗干净，但是刷了牙后不要立即漱口，否则会把牙膏冲掉。

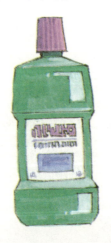

使用含氟牙膏以及一把干净的牙刷(手动或者电动)。刷牙后不要立即用水漱口，这样残留在牙齿上的牙膏残痕将可以继续杀死蛀牙引起的细菌。

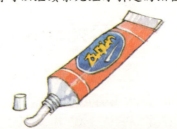

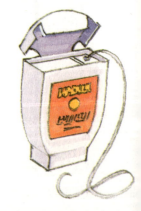

最后，定期去看牙医做检查。让牙医给你的牙齿涂上氟化物涂料，从而使你的牙齿保持强健。

作者简介

文字作者：

菲奥娜·麦克唐纳，曾在英格兰的剑桥大学和东英吉利大学学习历史。她在中学和大学都教授过成人教育课程，撰写过许多部历史题材的儿童读物。

插图画家：

大卫·安契姆，1958年出生于英格兰南部城市布莱顿。他曾就读于伊斯特本艺术学院，在广告界从业了15年，后成为全职艺术工作者。他为大量非小说类童书绘制过插图。

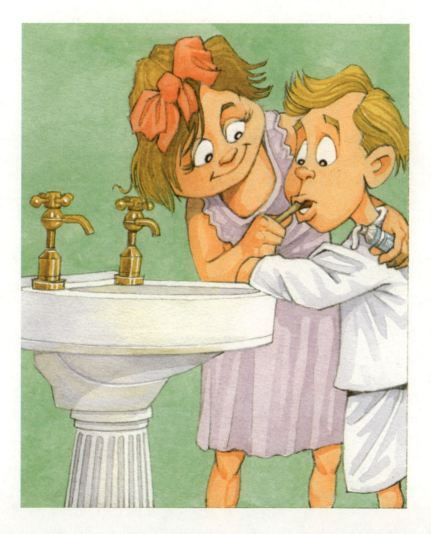

目　录

导　读

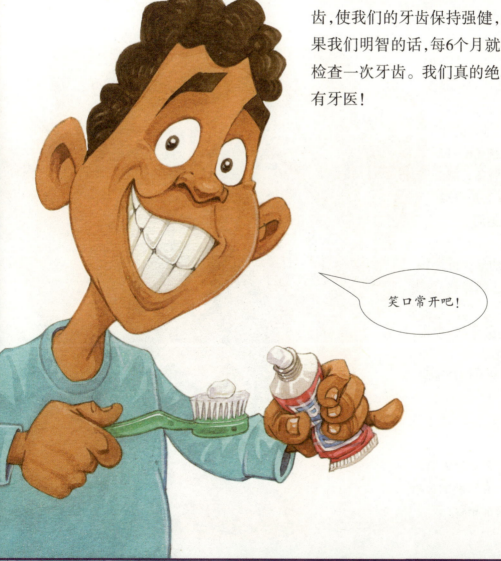

你知道吗？有一段时间，也就是不久之前，世界上还没有牙医。每当人们牙痛难忍时，他们的牙齿就会变黑、变松、腐蚀，然后脱落——这很烦人。从这本书中，你可以对牙痛做一个全面了解。

今天，我们不再需要忍受牙痛或者担心笑的时候露出龋牙了。为什么呢？因为有专业牙医帮助我们。牙医使用神奇的科技来修复和更换我们受损的牙齿。他们用音乐以及友好的笑容帮助我们放松自己。他们治疗我们的疼痛，友善关心，动作轻柔。同样重要的，是他们教会我们如何保护牙齿，使我们的牙齿保持强健，外表好看。如果我们明智的话，每6个月就得去牙医诊所检查一次牙齿。我们真的绝不想生活中没有牙医！

笑口常开吧！

了不起的牙齿

没错，我们都长着牙齿，但是为什么会长牙齿？牙齿又有什么样的作用呢？第一作用，也是牙齿最重要的作用就是用来吃东西。它们是世界上最早，也是最好的食物处理器。我们嘴里的牙齿就像机器一样，把我们吃的所有食物切断、撕开、嚼碎、挤压，反复咀嚼，嚼烂并啃噬。然后再混合唾液（口水），这样的食物就比较容易滑进我们的胃里。如果没有牙齿，我们会发现吃东西是一件很困难的事情，生命也会很难维持下去。

我们讲话也是需要牙齿的。它们帮助我们的双唇和舌头发出各种各样的声音。你可以对着镜子说几句话，看看那些牙齿是如何运动的。

你有多少颗牙齿？这取决于你的年龄。婴儿刚出生的时候没有牙齿，渐渐地20颗乳牙（最初的）会钻出他们的牙龈。这些乳牙在孩子6—12岁的时候会逐渐脱落，并在它们原来的位置上长出32颗恒牙，然后伴随他们一生。

恒牙有四种不同的形状和大小：

8颗切牙：扁平，边缘锋利，可用于切、咬。

4颗犬齿（尖牙）：犬牙状，尖锐，可用于刺穿和紧咬。

8颗前臼齿（前磨牙）：圆形突起，适合咀嚼和磨碎。

8颗臼齿（磨牙）：大而平，用于研磨。

4颗第三臼齿（磨牙）或"智齿"：一组退化的臼齿，在口腔的最里面，比所有的牙齿都靠后。

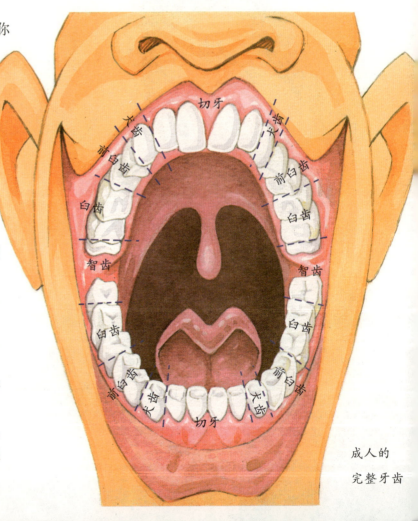

成人的完整牙齿

咀嚼促进消化系统运转。当我们的牙齿碾压食物时，唾液里的酶开始分解食物，因此我们的身体才可以吸收食物中的营养成分。接着，我们的肠胃进一步消化食物。随后，我们的血液将从食物中消化出来的营养成分运输到身体的各个部位。这样我们就能保持身体强壮健康了。

唾液

胃

肠

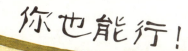

你也能行！

用你的牙齿去交流——闪现微笑！笑容象征着全世界都和平、幸福、友爱。

牙齿类型

不同动物拥有不同种类的牙齿，以帮助加工它们赖以生存的食物：

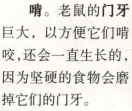

啃。老鼠的**门牙**巨大，以方便它们啃咬，还会一直生长的，因为坚硬的食物会磨掉它们的门牙。

咯吱咯吱

撕咬。狮子、老虎以及其他猫科动物都拥有锋利弯曲的**裂齿**，可以像剪子、小刀一样切碎鲜肉。

啊呜！

咬。狗、狼都有巨大的**犬齿**，用以抢夺猎物。它们一旦咬住猎物就绝不会松口！

呜呜

嚼。食草动物，例如牛、马，它们的**臼齿**都很大，用以磨碎咀嚼它们的食物。

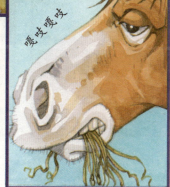

嘎吱嘎吱

3

无齿＝无助？

我们都需要牙齿来吃东西、说话，还有微笑。但是如果牙齿受损会怎么样，或者我们失去它们该怎么办？过去，在事故中撞碎了牙齿，战争中撞掉了牙齿，或者由于咀嚼坚硬的、沙砾般的食物而碾碎了牙齿，想要修理或替换它们不是一件容易的事。疾病、营养不良以及高龄都使得牙齿松动、断裂、破碎，而且许多蛀牙都是由不注意保护牙齿卫生造成的。如果你一生中很早就患上牙齿问题，将会很痛苦、很艰难，口腔呼出的气味也可能恶臭难闻。你将会为没有牙齿，感到无助。

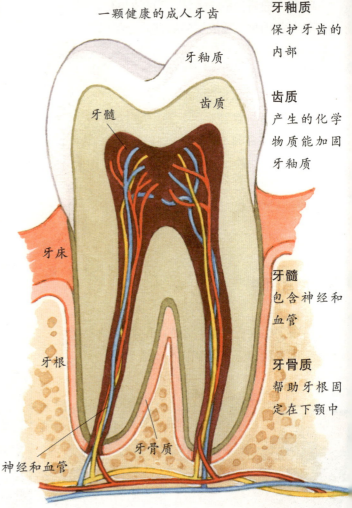

一颗健康的成人牙齿

牙釉质

齿质

牙髓

牙床

牙根

神经和血管

牙骨质

牙釉质
保护牙齿的内部

齿质
产生的化学物质能加固牙釉质

牙髓
包含神经和血管

牙骨质
帮助牙根固定在下颚中

过去的牙齿问题

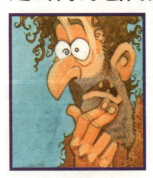

可怕的牙洞。蛀牙（牙洞）使得细菌很容易扩散到牙齿根部，从而感染牙髓、神经和腭。

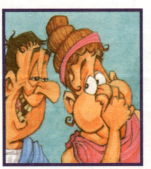

烦人的感染。牙齿周围的细菌令人厌恶，它们让人呼出的气味难闻。

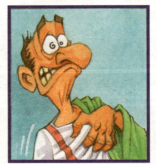

心脏问题。血液将蛀牙中的细菌运送到心脏，干扰心脏的正常工作。

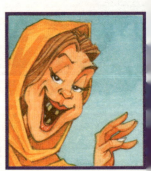

可怕的笑容。即使在很久以前，对任何人来说，乌黑的蛀牙、露出豁牙的微笑也不好看。

损坏和腐烂。牙齿很坚固，但是它们在不同情况下还是会受损。

食物和饮料中的酸性物质造成的蛀牙（牙洞）

撞击或者食用坚硬的食物造成的牙齿缺口

伤害或者事故导致的牙齿破裂

坚硬的食物磨掉的薄薄的牙釉质

牙齿不净而滋生的牙渍和牙垢（砂层）

牙龈和牙齿由于细菌感染分泌出的脓血

脓肿，牙龈中的脓包

为什么牙痛的伤害那么大？当牙齿受损时，牙齿根部的敏感神经就会暴露无遗，是它们将冷热、疼痛等信息直接传递给大脑。

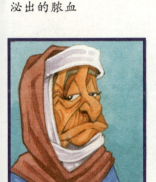

丧失的面部。没有牙齿，人的面部就会变形。他们脸颊空洞、牙龈下陷。

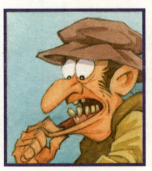

口腔疾病。烂牙、脏牙会对口腔内部造成伤害，导致肮脏的溃疡、脓肿。

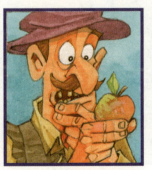

不能吃东西。没有牙齿咀嚼食物，人们只能吃松软的食物。他们也许会感到饥饿！

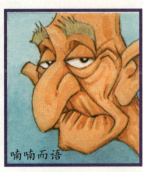

喃喃而语

不能说话。没有牙齿很难做到吐字清晰，同样听的人也很难听懂！

首先找到你的青蛙

如果你生活在几千年前，并且患有牙齿问题，谁能够帮你? 在古埃及，有牙医帮你；在古希腊，你会到寺庙去，希望在梦里治好。另外，你也可以找一个传统治疗师用充满风险的疗法帮你缓解疼痛:北非乡村的赤脚医生会在你的嘴里放一只死耗子；苏格兰医生会让你吮吸一只毛毛虫；亚洲医生会让你大口饮入有毒的漱口水，来消灭(想象中的)蚜虫。古代中美洲的阿兹特克人发现，咬住辣椒可以神奇地帮人减轻痛苦。

早期牙齿治疗

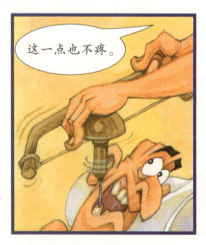

哦!哦!古埃及人在颌骨上钻洞以排出蛀牙以及牙龈中的脓水。

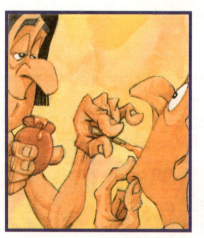

滚开! 为了治疗牙痛，古埃及人在牙龈上涂了甜甜的、黏黏的蜂蜜，轻轻地、镇静地起到麻醉效果，但绝不能根治。

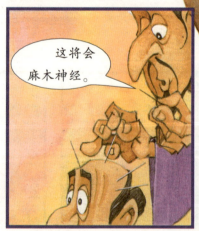

针和别针。中医给病人施针来麻木病牙造成的疼痛，这叫作针灸。有时会起到一些作用。

你今天牙痛吗？请不要尝试老偏方或者"稀奇古怪"的草药疗法。当代牙医会迅速、安全地帮你缓解牙痛。

月光有奇效。古罗马作家老普林尼（公元23—79年）在书中记录了这样一种奇异的疗法。如果牙痛，你就在满月之夜来到花园里找一只青蛙，捡起来，撬开它的嘴，向里面吐痰。然后，邀请这只青蛙带走你的疼痛，当然是很有礼貌的。（无科学根据，请当作有趣的见闻对待）

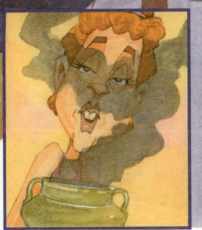

咳咳！嘶嘶！古希腊人吸入树叶燃烧后产生的有毒气体以缓解牙齿疼痛。至于多少人因此中毒而死，我们无从而知。

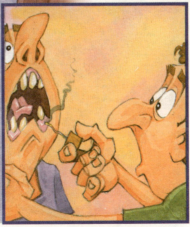

嗞嗞！嗞嗞！希腊医生用烧得炽热的铁丝切除受感染的牙龈以及口腔中患病的皮肤。真是相当的可怕啊！

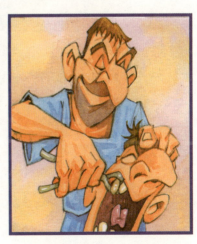

喱唧！嘎吱！罗马军医用巨大的金属钳子（抓握工具）来拔蛀牙。快速，但也会疼得厉害！

铁匠或者外科理发师？

让我们一起来到公元1000—1600年。如果你住在城市，可以去咨询一位受过良好教育的医生。他会给你一些建议：牙齿清洁、打磨、美白，以及补牙。他会检查你的舌头，在你受感染的牙龈上涂上膏药(热草药)。他甚至可能会给你一些据说可以无痛拔牙的药物。但是，请注意：这些无非就是碾碎的蜥蜴和甲壳虫的混合物。

哦，你住在乡下？那就要去找铁匠了，或者等着一位走街串巷的乡村赤脚牙医偶然路过你所在的村庄吧。他(她)会在你的蛀牙上系一根绳子，然后用力去拉！准备好了吗？预备⋯⋯

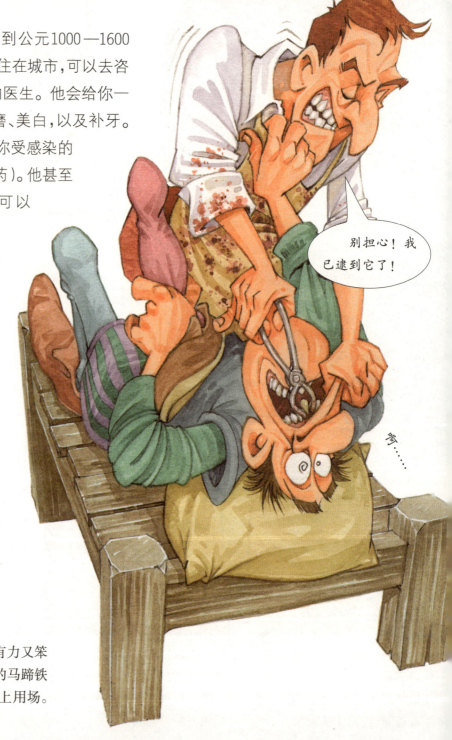

铁匠。铁匠的钳子又有力又笨重，是用来撷取烧得滚烫的马蹄铁的。它们在拔牙时也派得上用场。你，准备好了吗？

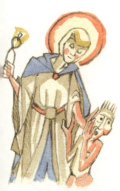

信仰疗法。北非基督教徒首领圣·阿波洛尼娅，于公元249年殉教（因为信仰被杀）。她逝世之前，敌人拔光了她的牙齿。几百年后，基督教徒认为阿波洛尼娅可以治愈牙痛。

你正在去城镇的路上吗？那么，如果你是一位男士，顺道去下离你最近的外科理发室吧。他们会帮你理发、剃胡须、刮腮、接断骨、截肢以及拔牙。在那儿你还可能结识一位朋友，毕竟理发店是一个聊八卦的好地方。

重要提示！

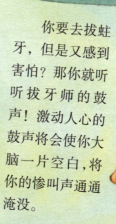

你要去拔蛀牙，但是又感到害怕？那你就听听拔牙师的鼓声！激动人心的鼓声将会使你大脑一片空白，将你的惨叫声通通淹没。

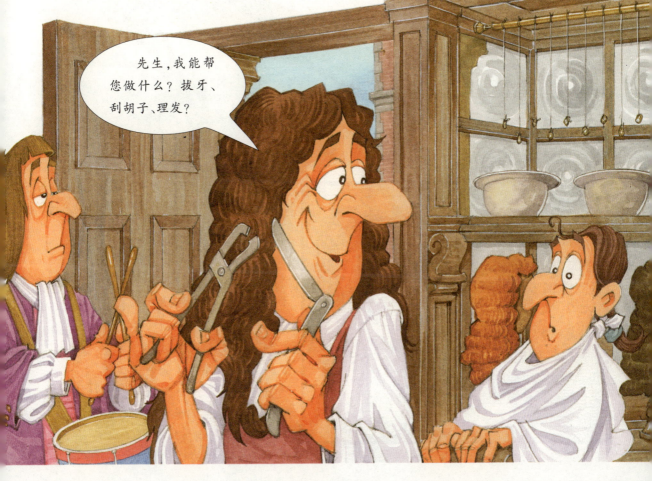

先生，我能帮您做什么？拔牙、刮胡子、理发？

你能负担得起请专家的费用吗？

大约在1750年，你听说了最新消息——城镇中出现了一种新型专家！他们自称为"牙齿手术师"，有时也叫"牙医"。他们依然是拔牙，但是他们也尝试各种保持口腔健康的新疗法。他们多年来学习医学知识，了解牙齿、骨头、血液以及人体运作的方式。他们写书，而且足智多谋。毫无疑问，在他们手里治疗，你会很有安全感。但是，这也是问题所在，他们的收费相对也很高。

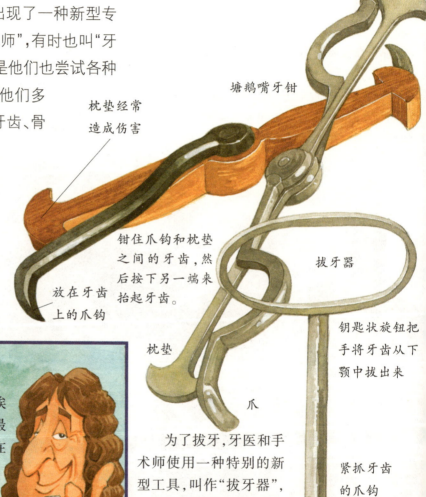

塘鹅嘴牙钳

枕垫经常造成伤害

钳住爪钩和枕垫之间的牙齿，然后按下另一端来抬起牙齿。

拔牙器

放在牙齿上的爪钩

枕垫

爪

钥匙状旋钮把手将牙齿从下颚中拔出来

紧抓牙齿的爪钩

新名字，新知识

1728年，法国科学家皮埃尔·费查出版了有关牙齿的最新教科书，书名叫作《牙医》。在这本书中，"牙医"这个词首次出现，来源于法语词汇"dent"（牙齿）和dental（和牙齿相关的）以及dentistry（牙齿治疗学），这三个词一起在英语中沿用至今。

为了拔牙，牙医和手术师使用一种特别的新型工具，叫作"拔牙器"，大约在1730年首次出现。他们认为它比老式的塘鹅嘴牙钳更安全。之前200多年中，塘鹅嘴牙钳一直为医生所用，经常造成患者颌骨破裂。

急诊！

需要看牙医吗？ 找不到外科理发师？负担不起看新式牙医的费用？那么，就在你所在的城镇找一位珠宝商或者假发师吧。他（她）手法娴熟，会用他们行业的工具帮你治疗。你也可以去咨询一位药剂师，他们在药物制作以及销售方面都接受过培训。他们习惯于帮助患者。

重要提示！

你想成为一位18世纪的牙医吗？那么你得趁早开始，11岁时就得开始当学徒。到25岁，你就可以独立行医了。

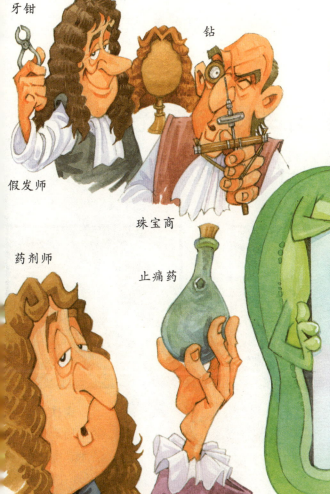

牙钳

钻

假发师

珠宝商

药剂师

止痛药

龙和玫瑰

你在最早的有关牙齿的英文书上可以找到这部分内容：1685年，查尔斯·艾伦在《牙齿手术师》中介绍了一些与牙齿相关的信息，包括儿童牙齿问题、昂贵的进口材料制作的奢侈牙膏，以及制成牙膏的粉末状珊瑚、血竭（实际上是一种热带树木上的树胶）以及口味香甜的玫瑰水。

* 注：barber-sargeon，中世纪的欧洲，理发师常被委托为业余外科医师。

你喜欢假牙吗?

没错!还有更多的新型牙科技术!新牙科技术专家在提供更安全的拔牙服务和口腔护理的同时,还为病人植入漂亮的假牙。很久以前,埃及人、希腊人和罗马人用骨头或硬木做假牙,并用丝线或金线把它们固定在残存的牙根上。在中美洲,玛雅工匠们用贝壳来做时尚的假牙。而这些假牙在18世纪是由珍贵的象牙雕刻、修齐、抛光而制成,然后固定在象牙或骨头打磨成的月牙形牙托上。

或许你可以尝试牙移植。牙医把从狗、羊,甚至死人嘴里拔出的牙,固定到瘪瘪的嘴巴里。虽然移植的牙齿像真的一样,但是病人也有可能因此患上严重的疾病。

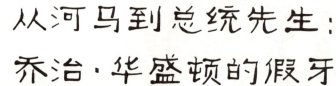

从河马到总统先生:
乔治·华盛顿的假牙

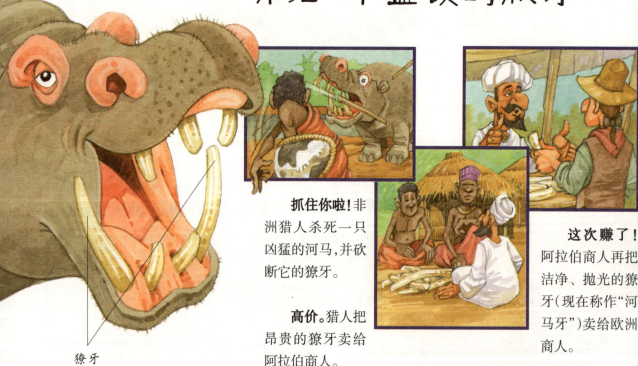

獠牙

抓住你啦!非洲猎人杀死一只凶猛的河马,并砍断它的獠牙。

高价。猎人把昂贵的獠牙卖给阿拉伯商人。

这次赚了!阿拉伯商人再把洁净、抛光的獠牙(现在称作"河马牙")卖给欧洲商人。

滑铁卢牙。这是对移植人牙的称法，因为1815年滑铁卢战争之后，牙医从大量遗体里取出牙齿，加工后移植给他人。

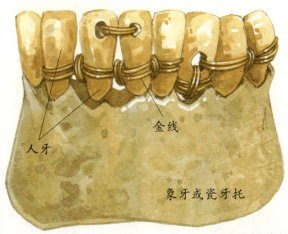

人牙

金线

象牙或瓷牙托

重要提示!

你拥有一口漂亮又坚固的牙齿和迷人的微笑吗？那么，你就要提防有没有牙医在旁边了。或许他们正在试图从像你这样年轻健康的人嘴里买下牙齿，然后做成假牙卖给富有的老人。

穿越大西洋。象牙由帆船从非洲运到美洲。

格林伍德把象牙雕成人牙的形状，然后固定在一个弧形牙托上。

尽情地笑吧!美国总统乔治·华盛顿（1732—1799年）很自豪地戴着他的新假牙。

在美国，牙医兼假牙专家约翰·格林伍德（1760—1819年）收购了象牙。

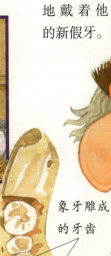

象牙雕成的牙齿

牙托

铜制的小螺丝钉

你能把牙齿问题刷掉吗？

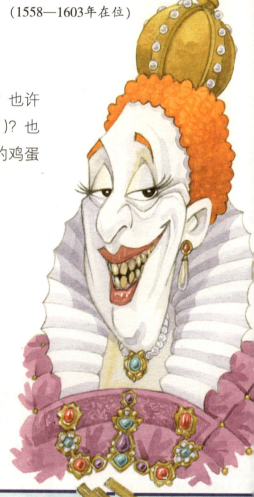

伊丽莎白一世
（1558—1603年在位）

你是否考虑过用什么方法来保持口气清新？也许你嚼过香草（古希腊人喜欢咀嚼新鲜薄荷）？也许用白垩粉、盐或者罗马式*刷牙？你可能会用击碎的鸡蛋壳来清理牙渍，或用醋泡草药来漱口，甚至是用碎布蘸酒来按摩牙齿和牙龈。

不相信那些老办法？那么，这里有新方法！尽管1892年管装牙膏才问世，1780年英国就开始卖牙刷了，1873年美国出现了混合型罐装牙膏。

*注：用一块碎布揉刷牙齿。

甜牙。英国女王伊丽莎白一世希望通过吃甜食来保持口气清新。可惜呀，高贵的牙齿变黑、变脆了。为什么呢？请参阅20—21页。

用灌木做牙刷

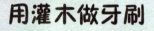

找不到可以做牙刷的东西？那么嚼一根"健齿枝"（音译为"米斯瓦克"）吧。它们是从生长在热带干旱地区的灌木上砍下来的树枝，在亚洲和中东已经有一千多年的历史了。在阿拉伯，先知穆罕默德鼓励他的追随者们嚼健齿枝，并且直到今天，许多穆斯林仍然沿用此法清洁牙齿。

嚼过的一端可以当牙刷

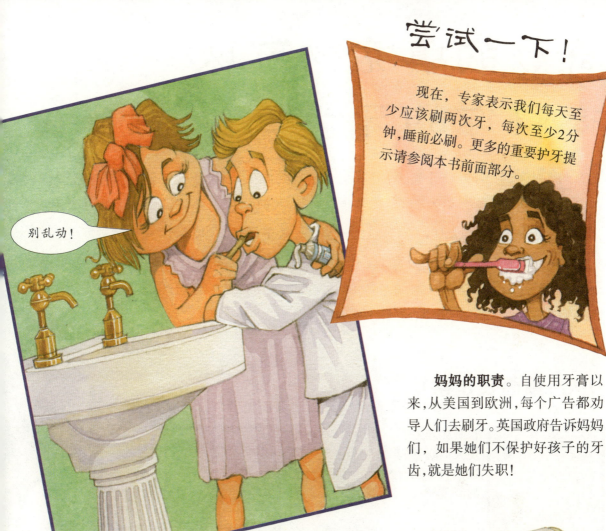

尝试一下！

现在，专家表示我们每天至少应该刷两次牙，每次至少2分钟，睡前必刷。更多的重要护牙提示请参阅本书前面部分。

别乱动！

妈妈的职责。自使用牙膏以来，从美国到欧洲，每个广告都劝导人们去刷牙。英国政府告诉妈妈们，如果她们不保护好孩子的牙齿，就是她们失职！

牙刷时间轴

我们不知道牙刷具体是什么时候发明的，只知道公元前1000年后不久中国人就开始使用了。经过几百年才传到欧洲，在那之后：

1780年，英国：牙刷用奶牛骨头和猪鬃制成。

1885 年，美国：批量生产牙刷。

1938年，美国：发明了方便轻巧的尼龙牙刷。

1954年，瑞士：第一支电动牙刷。

20世纪60年代，美国：第一支无线自动牙刷。

1992年，美国：超声波牙刷用高速震动清除牙斑。

奇妙的填充物可以拯救你的牙齿吗?

如今,我们知道牙齿上的龋洞(洞眼)是怎么来的,并且知道怎么去预防。但是在大约1750年之前,龋齿一直是个谜。修补龋齿几乎是不可能的,早期填充物例如碎石粒、软木屑、金属片等,都会脱落或损坏。但是在1816年,法国牙医奥古斯特·塔沃发明了一种合金(银汞混合物),它足够坚固,能持续伴随人的一生。尽管有微量毒性,但合金填充物拯救了无数龋齿,让人免受疼痛的煎熬。现在牙医可以修补牙齿而不用拔掉它们了!

小心:细菌在作祟!

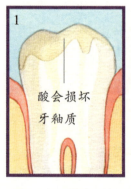

酸会损坏牙釉质

1. 1750年左右,皮埃尔·费查发现人们吃糖后,口腔会产生一种酸,这种酸会侵蚀牙釉面并形成龋洞。

2. 1890年左右,美国牙医威洛比·米勒声称酸是由糖转化而来的。糖在牙齿表面形成一层黏黏的细菌层,叫作牙斑,长在牙齿和齿龈上。

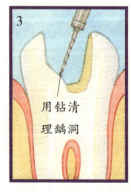

牙斑

龋洞形成

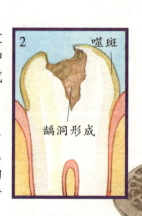

用钻清理龋洞

3. 从1871年开始,人们用机械钻清理牙洞。若用电钻(始于1900年左右)就更快。

4. 从1816年开始,牙医用合金填充钻洞。金(始于1820年)和瓷(始于1871年)更软、更安全,是很好的替代物。

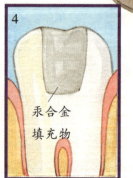

汞合金填充物

牙医凳

约1880年,在牙医椅子上

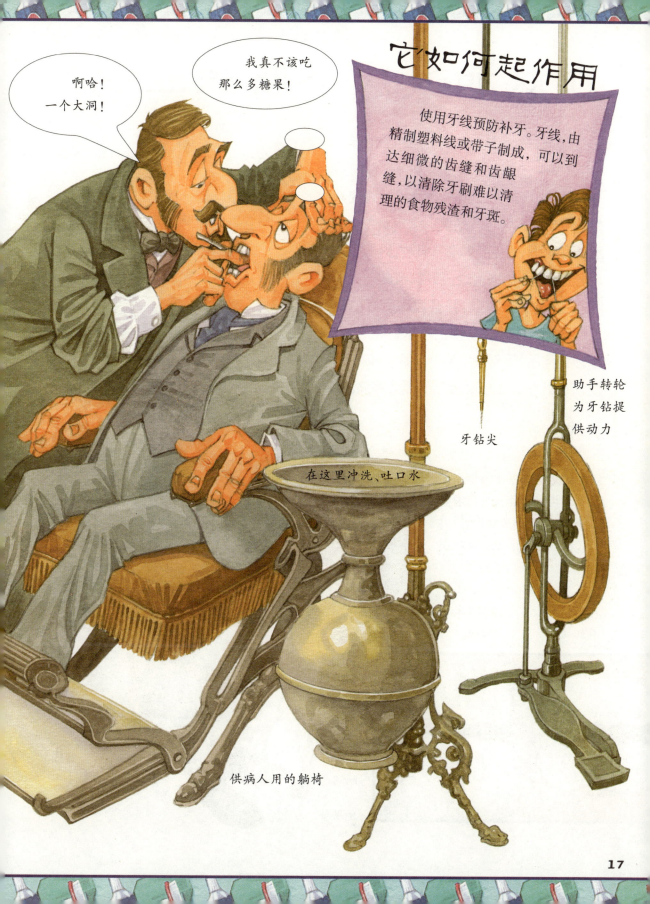

它如何起作用

使用牙线预防补牙。牙线，由精制塑料线或带子制成，可以到达细微的齿缝和齿龈缝，以清除牙刷难以清理的食物残渣和牙斑。

啊哈！一个大洞！

我真不该吃那么多糖果！

助手转轮为牙钻提供动力

牙钻尖

在这里冲洗、吐口水

供病人用的躺椅

你敢加入这个新职业吗？

想象一下，你是生活在1900年左右的聪明年轻人。起初，你想成为一名医生，而后来却困惑了："我敢改变我的想法吗？"哦，你可不是第一个这样的人。在欧洲和美国，现在有成百上千的男女正在被培养成牙医。这些受过良好教育的新兴牙医收入可观，受人尊敬，并有训练有素的助手帮助他们。他们做专门的手术，用新仪器诊断牙齿问题，用新技术修补牙齿。感谢上帝！他们有新办法让牙齿治疗不那么疼痛。

X线

X线最初在1896年用于检查牙齿。它能让牙医看到整个牙齿，看到牙龈深处，并且检查到隐藏的龋洞和感染部位。

肉眼
看到的

透过X线
看到的

龋洞

牙根

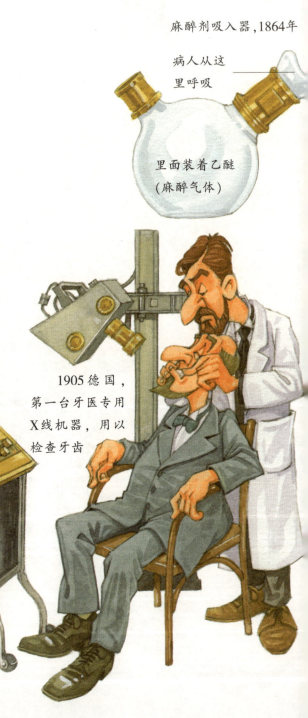

麻醉剂吸入器，1864年

病人从这里呼吸

里面装着乙醚
（麻醉气体）

1905 德国，第一台牙医专用X线机器，用以检查牙齿

麻醉气体（见下图）使病人失去知觉。它于1846年首先由美国牙医使用。躺椅（发明于1832年）让牙医更方便地处理牙齿并让病人处于舒适状态。

像婴儿一样熟睡吧！他什么都不知道。

重要提示！

向先驱致敬！1840年，第一家牙科专门培训学院在美国巴尔的摩建立。1866年，美国人露西·霍布斯成为第一位获得牙医资格的女性。

针注射麻醉剂

神经

1880年左右，牙医开始使用**局部麻醉剂**，主要针对一根神经，使得它周围失去疼痛觉，但是病人则是清醒的。

麻醉气体

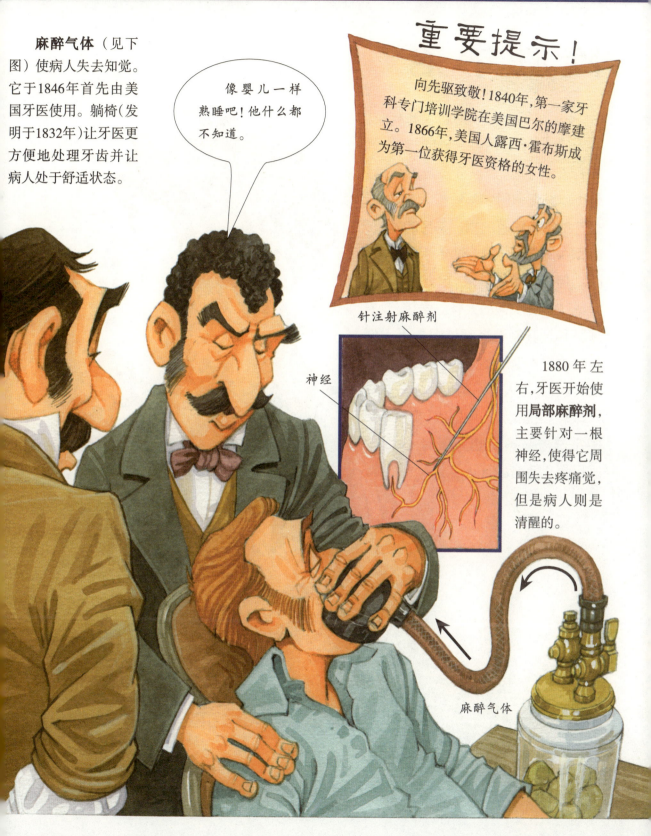

防胜于治

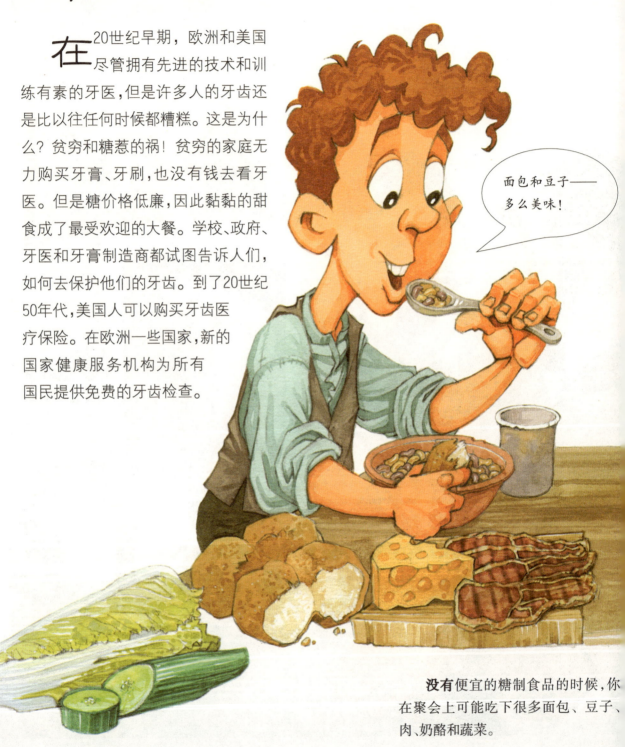

在20世纪早期，欧洲和美国尽管拥有先进的技术和训练有素的牙医，但是许多人的牙齿还是比以往任何时候都糟糕。这是为什么？贫穷和糖惹的祸！贫穷的家庭无力购买牙膏、牙刷，也没有钱去看牙医。但是糖价格低廉，因此黏黏的甜食成了最受欢迎的大餐。学校、政府、牙医和牙膏制造商都试图告诉人们，如何去保护他们的牙齿。到了20世纪50年代，美国人可以购买牙齿医疗保险。在欧洲一些国家，新的国家健康服务机构为所有国民提供免费的牙齿检查。

面包和豆子——多么美味！

没有便宜的糖制食品的时候，你在聚会上可能吃下很多面包、豆子、肉、奶酪和蔬菜。

甜蜜的无知。普通人不知道口腔细菌会把甜食中的糖转化成侵蚀他们牙齿的酸。

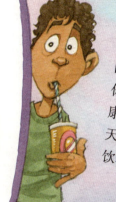

果汁和汽水中的糖和酸会腐蚀你的牙齿。所以，为了你的牙齿、你的健康和你的体重，每天最多喝一瓶甜味饮料。

氟化物的故事。1901年，美国在读牙医弗里德里克·麦凯注意到科罗拉多斯普林斯农场工人的牙齿特别坚固。经过测试他发现，是当地饮用水中含有一种化学元素使得牙釉质更强壮，这种化学元素就是氟。如今，氟被许多政府要求添加到饮用水、牙膏和漱口水中。

在价格低廉的糖出现以后，你可能会吃大量的蛋糕、饼干、甜甜圈、果酱三明治，喝下海量甜味饮料。

请保持微笑！

如今有了牙医，我们的牙齿可能不会烂掉，但我们的牙齿还是可能参差不齐、间隙很大或向外突出，又或是会因为事故而碎掉，因为进食和吃药而留下污迹。拥有不完美的牙齿是痛苦的，也会令我们吃东西很费劲。我们甚至可能因为自己的牙齿不完美而感到难为情。但是，牙医能帮助我们。

美容牙科——这项使牙齿变得好看的技术，有着悠久的历史。过去，人们会用金子来塑形或装饰牙齿，以炫耀自己的年龄、身份、地位和勇气。古希腊人用金属丝来拉直自己的牙齿；现代牙医仍然会安装牙套来使人拥有完美的笑容。如果你真的想要使牙齿变得更好看，一些牙医还会用无毒的黏胶钻石来装饰你的牙齿。

满嘴的金属

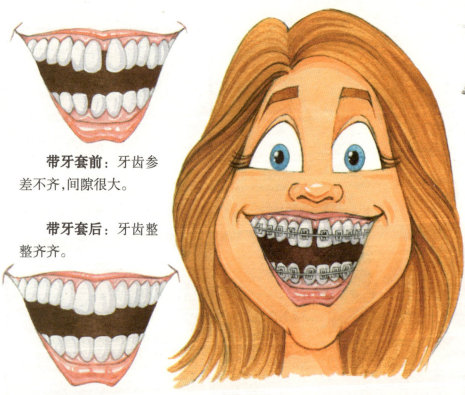

带牙套前：牙齿参差不齐，间隙很大。

带牙套后：牙齿整整齐齐。

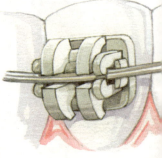

牙套由一些连接在一条细铁丝上的小金属支架组成。这些支架始终抵着牙齿。慢慢的，有可能会花几年的时间，这些支架把牙齿固定到位。之后，每颗牙齿的周围会长出新的骨头，安全地支撑住牙齿。成人可以安装透明的塑料牙套，但塑料牙套没有金属牙套耐用。

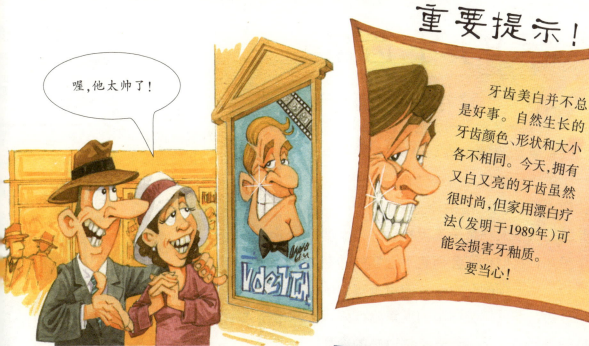

喔，他太帅了！

牙齿美白并不总是好事。自然生长的牙齿颜色、形状和大小各不相同。今天，拥有又白又亮的牙齿虽然很时尚，但家用漂白疗法（发明于1989年）可能会损害牙釉质。要当心！

电影明星和超模们微笑时露出牙齿，炫目耀眼，令人神魂颠倒。通常，他们完美的牙齿都是美容过的。

你可以随身携带！ 过去的俄国流氓嘴里镶满金牙，就是为了不让自己的财宝被盗。

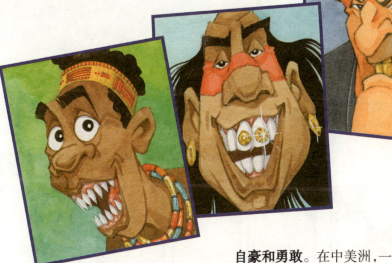

自豪和勇敢。 在中美洲，一流的玛雅勇士们用真金做的圆盘镶在自己的牙齿上，镶的过程一定很痛苦吧。

归属感。 过去，非洲和亚洲的一些人把自己的牙齿锉得尖尖的，来表明自己属于哪个部落。

金光闪闪！ 钱多没处花？那就学现在的那些摇滚明星，用真珠宝来装饰你的牙齿吧。

23

未来的牙齿?

回顾数千年之后,难道你不感到幸运吗?今天的牙齿治疗比以往任何时候都要好,都要安全。然而,这里仍存在一个关于牙齿的大问题:如何为所有人,不论穷人还是富人,提供牙齿保健呢?

我们很多人一辈子都没换过牙齿。要不了多久,我们也许会拥有不会坏的转基因牙齿,从干细胞开始生长的量身定制的替代牙齿,杀灭口腔细菌的臭氧治疗法以及抵御蛀牙的疫苗。退一步是过去的冷酷和痛苦,进一步是牙科的前景令人激动人心。你真的想过没有牙医的生活吗?

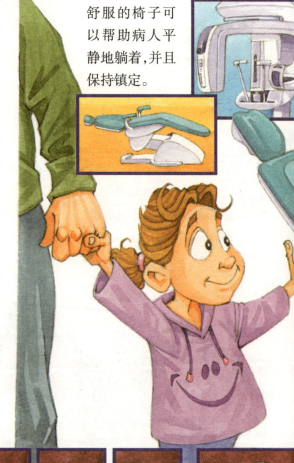

电脑分层摄影机可以对牙齿、牙根、牙龈和下巴进行X线的3D拍摄。

放松!一把舒服的椅子可以帮助病人平静地躺着,并且保持镇定。

高科技疗法

补牙。齿桥(定制的、固定在牙龈的成排牙齿)和移植物(嵌入牙齿)可以弥合牙缝,它们比过去旧式的假牙要更加舒适和卫生。

至高无上的光荣。齿冠是由陶瓷、钢化玻璃或金属做的新牙。它们与坏牙的残根很吻合。

激光(高能光束)可以烧掉腐烂的牙龈。

超速钻孔

半年后见！

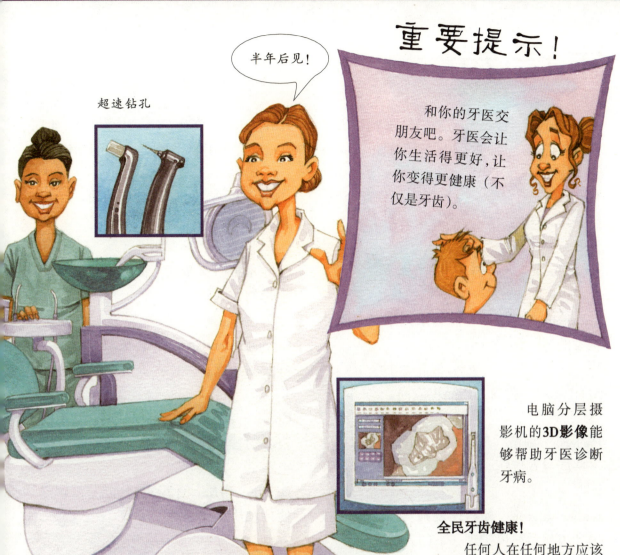

和你的牙医交朋友吧。牙医会让你生活得更好，让你变得更健康（不仅是牙齿）。

电脑分层摄影机的**3D影像**能够帮助牙医诊断牙病。

全民牙齿健康！

任何人在任何地方应该都可以接受牙齿护理。但要实现这一点，世界需要更多：

- 清洁的水
- 优质的食品
- 保健培训
- 专业的牙医和助手
- 氟化水
- 含氟牙膏

另外，不要抽烟（烟草会导致牙齿变色以及口腔疾病）。

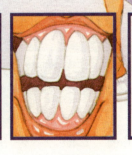

要使牙齿**保持健康**，牙膏、牙刷、漱口水和牙线必不可少。

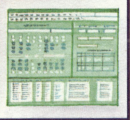

旧牙**涂上树脂**后会变得焕然一新。

电脑治疗计划可以监控病程并保留记录。

我们如何才能实现全民牙齿健康呢？

术语表

Acupuncture **针灸** 一种用针来刺激人体穴位以达治疗目的的中国传统疗法。

Amalgam **汞合金** 一种银与汞的混合物，用来填补牙齿。

Anaesthetic **麻醉剂** 一种止痛药。

Antiseptic **抗菌的** 能够杀死细菌，阻止感染的。

Apothecary **药商** 药品供应商。

Bacteria **细菌** 原核微生物的一类，其中一些能导致疾病。

Barber-surgeon **外科理发师** 直接帮人拔出牙齿然后简单护理一下的人。

Blacksmith **铁匠** 打铁的人。

Blood vessels **血管** 静脉、动脉和毛细血管——输送血液到全身的管状器官。

Bridge **齿桥** 安装在牙龈上的成排替代牙齿。

Canines **犬齿** 犬牙形状的，用来刺或抓的尖牙。

Carnassials **裂齿** （食肉动物，如猫、狮子、老虎等）用来切肉的尖锐的牙齿。

CAT scanner **电脑分层摄影机** 拍摄身体3D影像的设备。

Cementum **牙骨质** 固定牙根到牙龈和下颌骨的细胞层。

Cosmetic dentistry **美容牙科** 使牙齿变得好看的治疗。

Crown **齿冠** 安装在受损牙齿残根上的空心的替代牙齿。

Dentin **齿质** 牙齿里层，能分泌化学物质使牙釉质保持强健。

Dentist **牙医** 护理牙齿和治疗牙病的受过训练的专家。

Enamel **牙釉质** 有光泽的白色坚硬的牙齿外层。

Ether **乙醚** 一种用作麻醉药的气体。

Floss **牙线** 用来清洁牙齿与牙龈间脏物的塑料线或丝带。

Genetically modified　**转基因的**　带有科学家改变过的基因（基因是生物体内让细胞发挥功能的化学物质）的。

Hygienist　**牙科保健师**　负责清洁和护理牙齿的专门工作人员。

Implants　**牙种植体**　安装到牙龈的替代牙齿，每次种一颗。

Incisors　**切牙**　口腔前方用来啃食物的扁平牙齿。

Ivory　**象牙**　大象又白又硬的长牙。

Laser　**激光**　高能聚焦的光束。

Martyred　**殉难的**　因宗教信仰而被杀害的。

Miswak　**米斯瓦克**　一种用作简单牙刷的被砍成细枝的灌木。

Molars　**臼齿**　用来磨碎东西的又大又平的后牙。

Nerves　**神经**　传递信号到大脑的纤维。

Operators　**牙齿护理专家**　早期研究牙齿护理并供应假牙的专家。

Pelican　**塘鹅嘴牙钳**　一种拔牙的钩子。

Plaque　**牙菌斑**　附着在牙齿和牙龈上的细菌黏层。

Premolars　**小臼齿**　圆而尖的牙齿。

Pulp　**牙髓**　牙齿中间柔软的像海绵的组织。

Resin　**树脂**　凝固变硬的黏液状树胶。

Rosewater　**玫瑰水**　由玫瑰花瓣制成的香水。

Saliva　**唾液**　靠近口腔的腺体分泌的液体，帮助消化食物。

Stem cells　**干细胞**　能够生长于身体不同部位的细胞，具有自我复制能力。

Surgery　**诊室**　牙医的工作场所。

Tartar　**牙垢**　坚硬且带沙砾的牙菌斑层。

Tooth key　**拔牙器**　用来拔牙的钥匙形状的钩子。

Tusk　**长牙**　一些动物长有的超长的前牙。

Wisdom teeth　**智齿**　口腔最里面的第三颗磨牙。

牙齿的重要传统

对过去的人来说，牙齿既是神秘的，又是令人相当忧虑的。虽然牙齿是活体的一部分，但是也会脱落，并且不会腐烂。难怪那么多关于牙齿的迷信和传说盛行开来：

• 在中世纪的英格兰，父母害怕孩子死后要寻找丢失的乳牙，所以就把乳牙烧掉。

• 有人还说门牙之间有缝是长寿的象征、富裕的象征或生来有爱的象征。

• 维京战士们出大价钱购买乳牙，因为他们相信乳牙能给战争带来胜利。

• 世界各地的猎人们都佩戴珠宝，这些珠宝是由熊、狼和鲨鱼的牙齿制成的。他们希望这样可以赋予自己这些动物的力量。

• 在欧洲和美国，口袋里装些马齿据说可以预防牙痛。一些人声称死人牙齿的效果甚至会更好。

• 德国的孩子们相信老鼠会偷孩子的牙齿。与牙仙子不同，老鼠不会留下任何东西作为回报。

• 许多国家的民间故事中都有吸血鬼，这些吸血鬼长有动物般的獠牙。

• 有时候人们会说，老年人的牙齿很长。其实，牙齿不会真的随着年龄的增长而变长，但是有时会看起来很长，那是牙龈收缩的缘故。

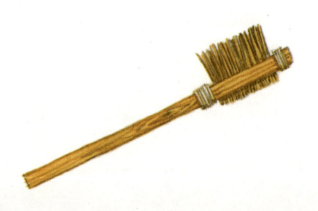

兽 齿

● 老鼠和兔子的门牙会不停地生长。它们不得不通过不停地吃东西来磨损牙齿，不然门牙就会插进牙齿上方和下方的牙龈中。

● 鲨鱼会长出多达50排的牙齿，一排挨着一排。

● 狗、猫和其他猎杀动物咆哮时会露出牙齿，作为攻击的警告。但是黑猩猩露出牙齿则表示恐惧。

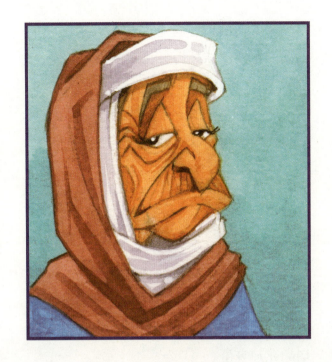

● 有些蛇有着空心的牙齿，咬人时可以注入毒药。

● 长颈鹿只在下巴里长有门牙。

● 大象的长牙是特大号的，用来挖掘食物和打架。大象的臼齿体积庞大，每一颗长30厘米，重量超过2.5千克。

● 鳄鱼终生都会长新牙，一颗比一颗大——每只鳄鱼会长出多达3000颗牙齿，旧牙随之脱落。

● 独角鲸是鲸鱼的一种，长着一颗伸出嘴巴的长牙，这颗牙大约能长3米长，通常用来探测猎物和感知位置。

● 你听说过"像母鸡的牙齿一样罕见"这句话吗？是的，说得对：母鸡和其他的禽类从不长牙齿。

你知道吗?

● 人类的口腔含有大约25万种不同的细菌。定期清洁牙齿会让细菌得以控制。

● 牙釉质是人体内最坚硬的部分,它甚至比骨头还要硬。

● 牙齿比人体其他器官要耐久——有些牙齿能保持上千年。

● 每个人的牙齿都是不同的,就像人的指纹一样。从1878年开始,医生和警方调查员就是利用牙齿来识别事故后和犯罪现场的死尸身份。

● 在人出生之前,牙齿就开始在口腔内形成。那就是孕妇需要注意饮食卫生的其中一个原因。

● 我们的牙齿要比我们想象的大得多。每颗牙的2/3都隐藏在牙龈里面。我们能看见的只是牙齿的1/3。

● 在今天的美国,蛀牙是继感冒之后第二大普遍的健康问题。

● 在中国,9月20日是爱牙日,提醒每个人都要妥当地照顾好自己的牙齿。

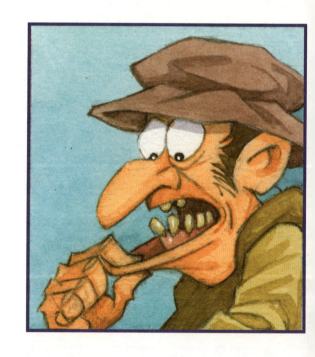

致　谢

　　"身边的科学真好玩"系列丛书,在制作阶段幸得众多小朋友和家长的集思广益,获得了受广大读者欢迎的名字。在此,特别感谢田梓煜、李一沁、樊沛辰、王一童、陈伯睿、陈筱菲、张睿妍、张启轩、陶春晓、梁煜、刘香橙、范昱、张怡添、谢欣珊、王子腾、蒋子涵、李青蔚、曹鹤瑶、柴竹玥等小朋友。

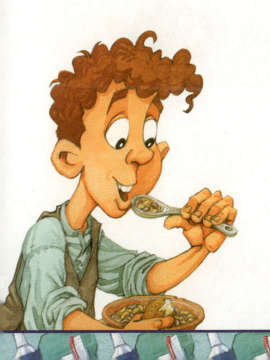

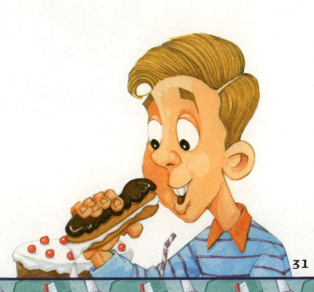

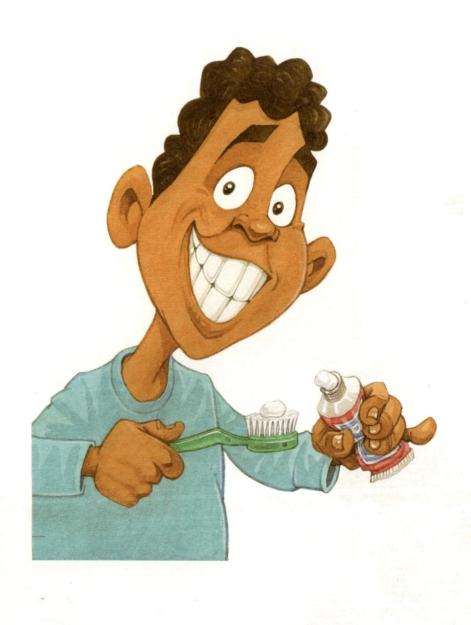